"贵州乡村振兴"书系获
贵州出版集团有限公司出版专项资金
资　助

U0251026

"农村健康生活知识手册"丛书

糖尿病
防治知识手册

贵州省疾病预防控制中心 / 编

吴延莉　任豫晋 / 主编

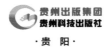
贵州出版集团
贵州科技出版社
·贵　阳·

图书在版编目（CIP）数据

糖尿病防治知识手册 / 贵州省疾病预防控制中心编 ；
吴延莉，任豫晋主编. -- 贵阳 ：贵州科技出版社，
2023.7

（"农村健康生活知识手册"丛书）

ISBN 978-7-5532-1231-9

Ⅰ. ①糖… Ⅱ. ①贵… ②吴… ③任… Ⅲ. ①糖尿病
—防治—手册 Ⅳ. ①R587.1-62

中国国家版本馆CIP数据核字(2023)第127140号

糖尿病防治知识手册

TANGNIAOBING FANGZHI ZHISHI SHOUCE

出版发行	贵州出版集团　贵州科技出版社
地　　址	贵阳市观山湖区会展东路 SOHO 区 A 座（邮政编码：550081）
出 版 人	王立红
经　　销	全国各地新华书店
印　　刷	贵州新华印务有限责任公司
版　　次	2023 年 7 月第 1 版
印　　次	2023 年 7 月第 1 次
字　　数	43 千字
印　　张	2.375
开　　本	787 mm x 1092 mm　1/32
定　　价	12.00 元

"贵州乡村振兴"书系编委会

主　　编：宋宝安

常务副主编：（按姓氏笔画排序）

冉江舟　冯泽蔚　苏　跃　杨光红　何世强　陈嬚嬚　孟平红

副　主　编：（按姓氏笔画排序）

刘　涛　许　杰　李正友　杨　文　余金勇　张效平　胡远东
曹　雨　戴　燚

编　　委：（按姓氏笔画排序）

王家伦　文晓鹏　邓庆生　石　明　冉江舟　付　梅　冯泽蔚
吕立堂　朱国胜　乔　光　任　红　刘　涛　刘　锡　刘　镜
许　杰　苏　跃　李　敏　李正友　李祥栋　杨　文　杨光红
何世强　余金勇　余常水　邹　军　宋宝安　张　林　张文龙
张廷刚　张依欲　张效平　张福平　陈　卓　陈泽辉　陈嬚嬚
孟平红　赵大琴　胡远东　钟　华　钟孟淮　姜海波　姚俊杰
秦利军　曹　雨　龚　俞　章洁琼　董　璇　曾　涛　雷　阳
蔡永强　燕志宏　戴　燚

"农村健康生活知识手册"丛书编委会

主　编： 杨光红　刘　涛

副主编： 李进岚　周光荣　叶新贵　郭　华

编　委： （按姓氏笔画排序）

王艺颖　韦　杰　叶新贵　冯　军

吉　维　朱　玲　任豫晋　向　杰

刘　涛　刘　浪　李进岚　李海蛟

杨　静　杨光红　吴延莉　吴明军

何昱颖　余丽莎　余昭锐　汪姜涛

宋鸿碧　张　佼　张　骥　张益霞

陈　琦　陈慧娟　罗成功　周　婕

周亚娟　周光荣　赵否曦　胡远东

姚蕴桐　贺瑶瑶　徐莉娜　郭　华

蒋茂林　嵇云鹏

总序

　　"贵州乡村振兴"书系诞生于如火如荼实施的乡村振兴战略大背景之中，从立意、策划、约请作者、编辑书稿、整体设计，直至当前首批成果即将付梓，时间已过去三年。三年中，书系历经多次思路的调整和具体方案的修改，人事也多有变更，但书系所有参与者为乡村种植、养殖产业发展提供技术服务，为乡村生态文明建设提供价值引领，为乡村振兴取得新成果进行总结与宣传的"初心"，迄今没有改变。

　　编辑出版"贵州乡村振兴"书系，主要目的是让最前沿的科学知识和成熟的实用技术尽快转化为解决实际问题的要素和生产力提升的推进器。伴随着"贵州乡村振兴"书系抵达田间地头，实用知识和技术"飞入寻常百姓家"。在中国这样有着悠久历史的农业大国，农业科学技术日新月异，不断地推动着种植业、养殖业的发展；与此同时，我国是人口大国，为人民健康保驾护航的医学同样发展迅速。快速发展意味着科学知识、实用技术更新迭代的加快，只有使用最新的成熟技术和知识，才能为贵州产业发展、生态环保、健康生活提供保障，满足广大群众的期盼和渴求。书系中的各个板块，都力图将相关领域最新科学知识和技术化繁为简、化难为易，让阅读该书的广大群众尽快掌握和运用。

在形式上，书系以图文搭配、图文互彰的活泼形式，让严谨的科技知识更易被普通群众接受。书系的主要服务对象为活跃在田间地头的科技特派员、村里的种植户与养殖户（包括合作社、公司等负责人）、农村特殊人群（如患常见疾病的病人、职业病病人、孕产妇、老年人、儿童等）、驻守一线的村干部、返乡大学生、农技员等，如何将正确的理念、前沿的知识、优秀的技术"接地气"地传达给他们，经调查研究、试验、甄别，参考优秀"三农"图书，最终，我们采用科普读物、学术专著兼具，但对科普有所偏重的组织架构。其中，科普读物采用清晰明了的图片、图示配合简明易懂的文字这一出版形式：文字简洁，可以让读者直接抓住实用知识和信息，不走弯路，节省时间；清晰的图片、图示，既可将方块字、数据蕴含的信息可视化，又能丰富和补充文字信息，甚至能呈现由于文字自身的模糊性而无法清楚传递的信息。活泼的设计也有助于调节视觉疲劳和阅读节奏，让纯粹以获取知识和技能、解决问题和困难为目的的阅读不再枯燥乏味。此外，书系中大部分图书采用了口袋书设计，便于携带。

书系的作者，都是在相关领域有扎实的专业知识的。在种植、养殖板块，我们邀请了从事教学和研究多年的专家，以及长期深入田间地头指导具体操作的科技特派员和农技员；在健康板块，作者都从医多年，对于农村人群健康素养水平的提升、常见疾病的防治等经验丰富；在农村"五治"（治垃圾、治厕、治水、治房、治风）板块，我们邀请了从事规划和教学的专家……总之，书系作者既对自己研究的领域有扎实研究，又熟悉贵州的气候、资源禀赋、地形地貌等，与此同时，他们还十分了解这片土地上生活着的人们内心的期待和需求，有着以自身所学所研回馈这片土地的质朴赤子情，也有着"将论文写在大地上"的奋斗精神。

　　"贵州乡村振兴"书系目前包含"生态农村建设系列"丛书、"农村健康生活知识手册"丛书、"茶叶栽培加工技术手册"丛书、"特色中药材种植养殖技术手册"丛书、"林木作物、农作物种植技术手册"丛书、"畜禽养殖技术手册"丛书、"水产生态养殖技术手册"丛书、"农技员培训系列"丛书等。随着乡村振兴战略的实施，我们也将适时新增板块，以配合和助力贵州乡村振兴的强力推进。当然，虽名为"贵州乡村振兴"书系，主要是为配合贵州乡村振兴工作而策划，但也适用于国内其他部分省（区、市）。

　　贵州曾是全国脱贫攻坚主战场，当前则是全国乡村振兴战略实施的主战场，统筹城乡一体化发展的任务十分艰巨。

希望"贵州乡村振兴"书系的推出，可以切实助力于"新型工业化、新型城镇化、农业现代化、旅游产业化"目标的实现，乃至助力于全面建成社会主义现代化强国和实现中华民族伟大复兴。

是为序。

中国工程院院士
贵州大学校长 宋宝安

2023 年 3 月

序

　　提升农村群众健康素养水平是实施乡村振兴战略的重要前提，是农村经济社会发展的重要基础，是巩固拓展脱贫攻坚成果的重要保障。2021年，中央一号文件《中共中央　国务院关于全面推进乡村振兴加快农业农村现代化的意见》专门提出：全面推进健康乡村建设，加强妇幼、老年人、残疾人等重点人群健康服务，加强对农村留守儿童和妇女、老年人以及困境儿童的关爱服务。2022年，《国务院关于支持贵州在新时代西部大开发上闯新路的意见》（国发〔2022〕2号）进一步提出：推进健康贵州建设，提升基层卫生健康综合保障能力。2023年，《中共中央　国务院关于做好2023年全面推进乡村振兴重点工作的意见》提出：加强农村老幼病残孕等重点人群医疗保障，最大限度维护好农村居民身体健康。

　　我国现有5亿多农村人口，其中外出务工人员，以及留守老人、留守儿童等特殊人群占很大比例。贵州省疾病预防控制中心的监测数据显示，贵州农村人群的死亡率高于全国及西部平均水平，因慢性病导致的死亡人数占农村全部死亡人数的84.0%。2018年，贵州农村居民接受健康体检的比例仅有32.2%，低于城市地区比例（41.0%），而高血压、糖尿病等慢性病的患病率，农村与城市已没有差异。

　　如何做好巩固拓展脱贫攻坚成果和乡村振兴的有效衔接，如何推进健康乡村建设，开展健康知识的普及与宣传，增强农村群众的文明卫生意识和健康素养水平，是巩固拓展健康扶贫成果、实施乡村振兴战略的重要课题。

欣闻"贵州乡村振兴"书系即将出版，其中由贵州省疾病预防控制中心牵头编写的"农村健康生活知识手册"丛书以图文并茂的形式，围绕当前农村地区的常见病、多发病以及广大农村群众关心的健康问题，不仅介绍了高血压、糖尿病等常见病的防治知识，老年人、儿童、孕产妇等重点人群的健康管理方法，农村常见毒蘑菇识别要点，农村常见意外伤害、自然灾害防治知识等，还对农村群众就业、就医中急需的职业病防治、医保政策要点以及合理用药、免疫接种、膳食营养等知识进行了科普宣传，内容深入浅出，文字通俗易懂，契合农村群众的实际需要。这种形式的健康科普非常符合世界卫生组织提出的"将健康融入所有政策（Health in All Policies，HiAP）"的方针，必能为提升广大农村群众的健康素养水平发挥积极的作用。

衷心祝愿阅读该丛书的广大农村群众，更加健康，更加幸福！

2023 年 2 月 1 日

（吴静为中国疾病预防控制中心慢性非传染性疾病预防控制中心主任，研究员）

目　录

第一篇

什么是糖尿病？

糖尿病的定义

糖尿病是一组由胰岛素分泌或作用缺陷，或两者同时存在引起的，以慢性高血糖伴碳水化合物、蛋白质、脂肪的代谢障碍为特征的代谢性疾病。

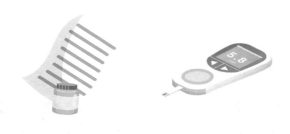

第二篇

血糖的定义

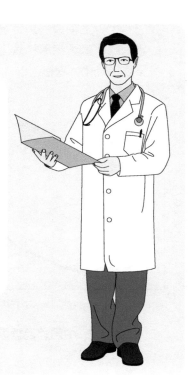

血液中的糖分称为血糖，绝大多数情况下都是葡萄糖。体内各组织细胞活动所需的能量大部分来自葡萄糖，所以血糖必须稳定在一定的水平才能维持体内各器官和组织的需要。

我国是世界上糖尿病患者最多的国家。近年来，我国成年人糖尿病患病率持续上升，已高达 11.9%，且发病日趋年轻化，农村人群患病率快速增长。

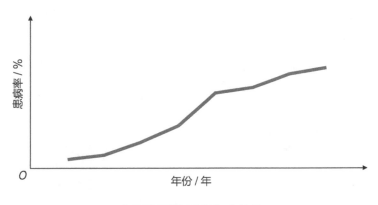

中国居民糖尿病患病趋势

糖尿病如何诊断及分型?

糖尿病的诊断标准

正常人空腹血糖浓度为 3.9 ~ 6.1 mmol/L（毫摩尔/升）。空腹血糖 ≥ 7.0 mmol/L 和/或糖负荷后 2 h（小时）血糖（也就是人们常说的餐后 2 h 血糖）≥ 11.1 mmol/L* 即可确诊为糖尿病。糖代谢状态分类详见表1。

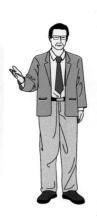

---

* 空腹血糖 ≥ 7.0 mmol/L 和/或糖负荷后 2 h 血糖 ≥ 11.1 mmol/L 中的"和/或"表示空腹血糖 ≥ 7.0 mmol/L 且糖负荷后 2 h 血糖 < 11.1 mmol/L、空腹血糖 < 7.0 mmol/L 且糖负荷后 2 h 血糖 ≥ 11.1 mmol/L、空腹血糖 ≥ 7.0 mmol/L 且糖负荷后 2 h 血糖 ≥ 11.1 mmol/L 这 3 种情况。

表1 糖代谢状态分类

单位: mmol/L

糖代谢状态	静脉血浆葡萄糖	
	空腹	糖负荷后2 h
正常血糖	< 6.1	< 7.8
空腹血糖受损	6.1 ~ < 7.0	< 7.8
糖耐量降低	< 7.0	7.8 ~ < 11.1
糖尿病	≥ 7.0	≥ 11.1

资料来源:《国家基层糖尿病防治管理指南（2022）》。

注: 1. 空腹血糖受损和糖耐量降低统称为糖调节受损，也称糖尿病前期。

2. 空腹血糖正常参考范围下限通常为 3.9 mmol/L。

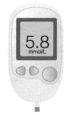

糖尿病的分型

糖尿病可分为：1型糖尿病、2型糖尿病、妊娠糖尿病。

1型糖尿病 ★

什么是1型糖尿病？

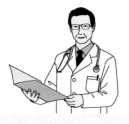

1型糖尿病又称胰岛素依赖型糖尿病，属于自身免疫性疾病，可发生于任何年龄，好发于儿童和青少年。

1 型糖尿病的病因是什么?

目前,该病病因尚不明确,可能是遗传和环境因素共同作用所导致。可能的病因有以下几种:

★ 自身免疫系统缺陷。由于胰岛 B 细胞受到细胞介导的自身免疫性破坏,导致胰岛素分泌绝对不足。1型糖尿病患者需要使用胰岛素来维持血糖水平,维持生命。

★ 遗传因素。1 型糖尿病有家族性发病的特点。与无此病家族史的人相比,有此病家族史的人患病风险更高。

★ 病毒感染。病毒感染可能是诱因。

2 型糖尿病 ⭐

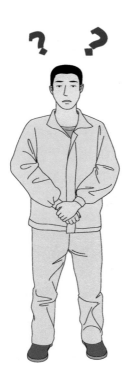

什么是 2 型糖尿病?

2 型糖尿病又称非胰岛素依赖型糖尿病,有明显的家族遗传性。患者发病年龄多在 35 岁以上。本病起病缓慢、隐匿,部分患者是在进行健康体检或检查其他疾病时发现的。

第三篇

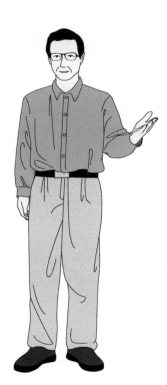

绝大多数 2 型糖尿病患者，起病时体重超重或肥胖。

多数患者在饮食控制及口服降糖药治疗后可稳定控制血糖，但仍有一些患者，尤其是过度肥胖的患者需要外源性胰岛素控制血糖。

妊娠糖尿病

什么是妊娠糖尿病?

妇女妊娠前糖代谢正常或有潜在糖耐量减退,在妊娠期,通常在妊娠中期或后期才出现或确诊的糖尿病,称为妊娠糖尿病。

为及早检出妊娠糖尿病,一般在妊娠 24~28 周时,进行糖耐量测试。妊娠糖尿病患者应积极控制血糖,予以重视,以避免对胎儿和自身造成不良影响。

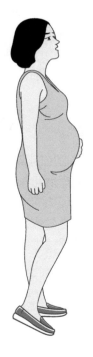

2 型糖尿病易患人群

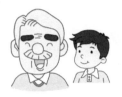

有糖尿病家族史者

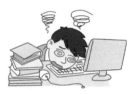

生活压力大者

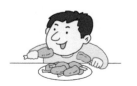

饮食及生活习惯不良者

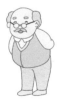

年长者

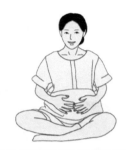

既往患妊娠糖尿病的妇女

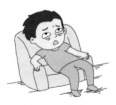

缺乏运动者

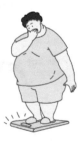

肥胖者

糖尿病有哪些
症状？

典型症状

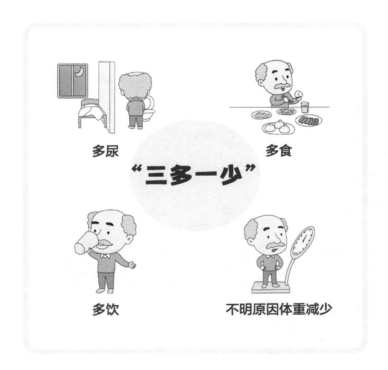

多尿　　　　　　　　　多食

"三多一少"

多饮　　　　　不明原因体重减少

第三篇

不典型症状

糖尿病的常见不典型症状有皮肤瘙痒、皮肤干燥、易饿、视物不清、易疲倦等。

皮肤瘙痒

皮肤干燥

易饿

视物不清

易疲倦

康博士，除了上面这些症状，还有其他症状要予以重视吗？

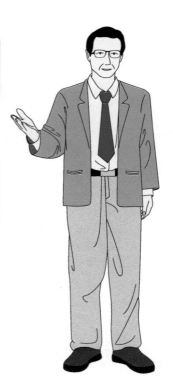

出现以下症状也要予以重视：

★ 皮肤反复发生疖痈。

★ 伤口长期不愈合。

★ 男性不明原因性功能减退。

★ 下肢不明原因麻木。

★ 尿中检出蛋白质。

糖尿病有哪些并发症？

糖尿病的并发症主要有：

★ 糖尿病肾脏病变。

★ 糖尿病视网膜病变。

★ 糖尿病周围神经病变。

★ 糖尿病足。

★ 低血糖。

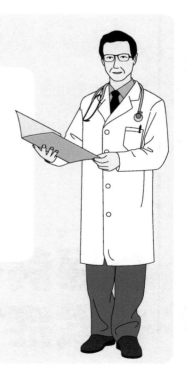

糖尿病肾脏病变

主要症状 ⭐

持续性蛋白尿、水肿、高血压、肾功能衰竭等。

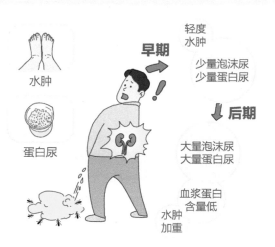

诊 断⭐

糖尿病肾脏病变通常是根据尿蛋白／肌酐比值（UACR）增高或估算的肾小球滤过率（eGFR）下降，同时排除其他慢性肾脏病疾病而做出诊断。

预 后⭐

糖尿病肾脏病变临床症状出现较晚，一旦出现持续性蛋白尿，肾功能将不可遏制地持续下降。血糖控制不佳、高血压、吸烟等均能加速患者肾功能的恶化。

糖尿病视网膜病变

主要症状 ⭐

糖尿病视网膜病变的典型症状为视力下降、视物模糊、视野缺失,看物体出现重影、扭曲,出现飞蚊症,等等。

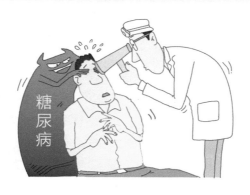

预 后 ⭐

视网膜受到损害后不能再恢复原样，但可以通过治疗保持视网膜的现状，使病情不再持续加重，延缓视力下降速度或减轻视力下降程度。

预 防 ⭐

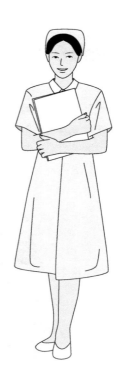

控制好血糖、血压，可有效降低糖尿病视网膜病变的发生率。定期做眼底检查，早发现、早治疗。

糖尿病周围神经病变

主要症状 ⭐

★ 麻木。除了麻木，还会有袜套样感觉、踩棉花感、
  蚁走感等。由于感觉麻木，患者对温度、疼痛不
  敏感，有时会发生烫伤、割伤、划伤后不自知的
  情况，发展下去甚至会出现糖
  尿病足等严重问题。

★ 便秘、腹胀。

★ 神经痛。常见电击样疼痛，还
  有针刺、火烤、撕裂样疼痛。

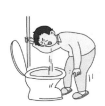

★ 异常多汗。

★ 食欲不振、恶心、餐后呕吐等。

预 防 ★

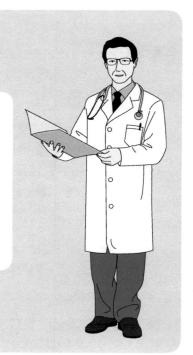

★ 严格控制血糖，戒烟，纠正血脂异常，控制血压。

★ 在确诊为糖尿病后，应至少每年进行一次糖尿病周围神经病变相关检查。

糖尿病足

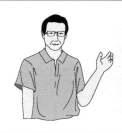

糖尿病足是糖尿病严重且治疗费用较高的慢性并发症之一，严重时可以导致患者截肢，甚至死亡。

主要症状 ⭐

★ **早期：** 触觉、温度觉和疼痛感知共同减弱；皮肤无法正常排汗，温度调节功能丧失，局部皮肤易破裂。

★ **后期：** 病变部位出现溃疡、局部软组织感染、骨髓炎等。

好发部位 ⭐

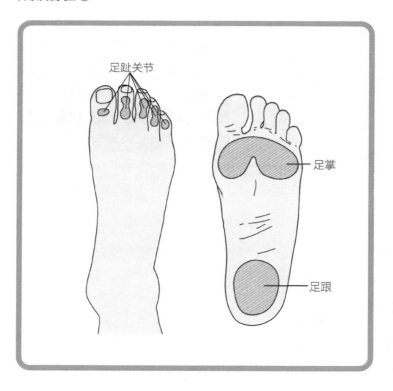

预　防 ⭐

控制血糖

正确修剪趾甲

注意脚部
卫生

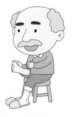

每天检查脚部
是否有伤口

泡脚前确定水温
适宜，不过热

不要光脚
行走

低血糖

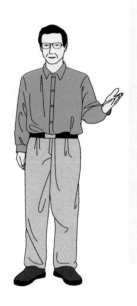

成年人空腹血糖 < 2.8 mmol/L，糖尿病患者空腹血糖 < 3.9 mmol/L 称为低血糖。低血糖可导致身体不适，甚至有生命危险，应该引起重视。

糖尿病患者在治疗过程中可能会出现血糖过低现象。

出现低血糖时要及时补充葡萄糖或含糖食物。

轻度低血糖症状 ⭐

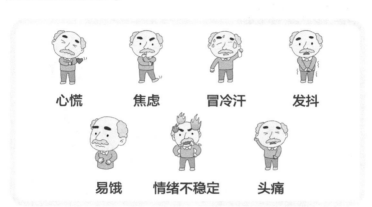

心慌　　　焦虑　　　冒冷汗　　　发抖

易饿　　　情绪不稳定　　　头痛

严重低血糖症状 ⭐

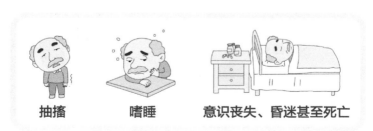

抽搐　　　嗜睡　　　意识丧失、昏迷甚至死亡

预防糖尿病并发症的注意事项

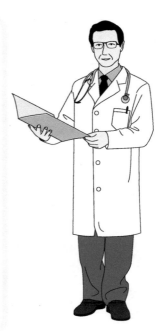

- ★ 定期体检。

- ★ 戒烟。

- ★ 血糖、血压、血脂、体重等的良好管理是预防糖尿病神经病变发生的重要措施，其中控制血糖至关重要。

糖尿病患者的常见检查项目

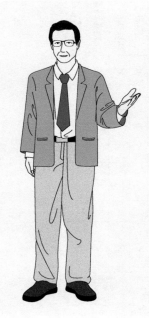

★ **初诊时：** 体格检查、尿常规、糖化血红蛋白、肝功能、肾功能、血脂、超声检查、心电图、动态血压监测、眼底检查、周围神经病变。

★ **每次就诊时：** 体格检查。

★ **半年一次复诊时：** 糖化血红蛋白。

★ **一年一次复诊时：** 尿常规、肝功能、肾功能、血脂、超声检查、心电图、动态血压监测、眼底检查、周围神经病变。

糖尿病患者常见检查项目及推荐频率

检查频率	检查项目										
	体格检查	尿常规	糖化血红蛋白	肝功能	肾功能	血脂	超声检查	心电图	动态血压监测	眼底检查	周围神经病变
初诊	√	√	√	√	√	√	√	√	√	√	√
每次就诊	√										
半年一次			√								
一年一次		√		√	√	√	√	√	√	√	√

××医院 制

如何防治糖尿病？

糖尿病的防治不是单一的，而是"五驾马车"综合防治。

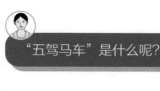

"五驾马车"是什么呢？

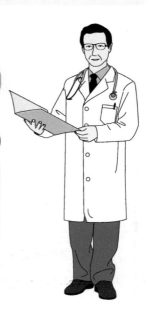

"五驾马车"指的是健康教育、饮食干预、运动调节、药物治疗、血糖监测。

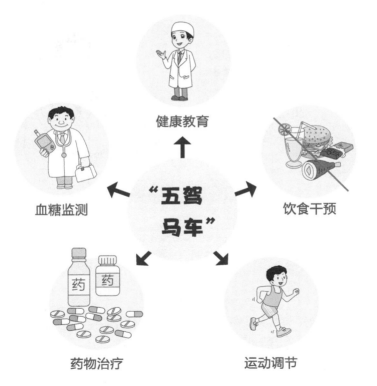

健康教育

血糖监测

"五驾马车"

饮食干预

药物治疗

运动调节

健康教育

为了更好地认识和防治糖尿病，糖尿病患者在日常生活中还要做到四个"点"，即多懂点儿、勤动点儿、少吃点儿、放松点儿。

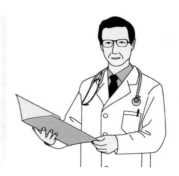

多懂点儿 ★

积极参加糖尿病健康教育活动，多懂点儿糖尿病防治相关知识。

勤动点儿

加强体育锻炼，避免超重和肥胖。

少吃点儿

避免摄入过多热量，多吃粗粮和蔬菜，少喝酒，不吸烟。

放松点儿

保持一颗平常心，理性、客观地看待糖尿病，并积极开展治疗，避免情绪波动过大。

饮食干预

吃什么？吃多少？怎么吃？⭐

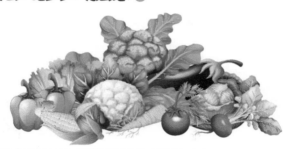

★ 摄入热量要适当。

★ 均衡膳食，食物种类要多样化，可适当增加非淀粉类蔬菜、水果、全谷物类食物，减少精制谷物类食物的摄入。

★ 多饮水，少饮酒，最好不饮酒。

★ 坚持少食多餐，定时定量进餐。

第五篇

哪些食物要少吃？⭐

严格控制蔗糖、果糖制品的摄入，以下食物要少吃。

★ 蜜饯、水果罐头。

★ 汽水、果汁。

★ 白糖、红糖、冰糖、葡萄糖、麦芽糖、蜂蜜、奶糖、
　水果糖等。

★ 甜饼干、蛋糕、甜面包等。

★ 果酱、冰激凌等。

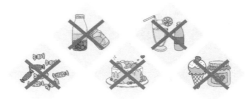

做饭时要注意些什么? ⭐

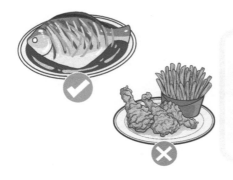

优先选择煮、炖、蒸、拌、焖等方式烹饪食物,避免采用油炸、油煎、烧烤等方式烹饪食物。

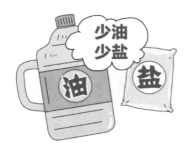

少油少盐

油、盐少放点儿,口味清淡点儿。

糖尿病患者可以饮酒吗？

糖尿病患者最好不要饮酒。酒精摄入可能诱发低血糖，尤其是服用磺脲类药物或注射胰岛素及胰岛素类似物的患者，应避免空腹饮酒并严格监测血糖水平。

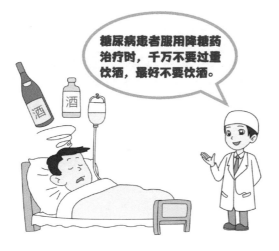

糖尿病患者服用降糖药治疗时，千万不要过量饮酒，最好不要饮酒。

运动调节

运动调节的注意事项 ✪

★ 选择合适的运动方式及运动量。

- 老年人可以选择运动强度小的运动方式，最常见的为散步；

- 中年人与青年人应以中等强度的运动方式为主，也可选择大强度的运动方式；

- 运动应该循序渐进，运动量应由小到大逐步增加。

★ 正确认识运动与体力劳动的关系。

★ 持之以恒，防止意外运动损伤。

运动项目的选择 ★

小强度运动

散步

中等强度运动

骑自行车
（平地）　　　打太极拳　　　游泳

爬山

慢跑
（平地）

打羽毛球
（双打）

爬楼梯

▪▮▮ 大强度运动

跳绳

踢足球

快跑

打篮球

第五篇

药物治疗

使用口服降糖药的注意事项 ★

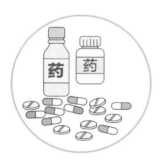

★ 口服降糖药治疗是 2 型糖尿病的主要治疗手段之一。

★ 口服降糖药治疗不能代替饮食干预与运动调节，也不能代替胰岛素治疗。

★ 口服降糖药治疗必须建立在健康的生活方式的基础上。

口服降糖药的种类 ✪

★ 双胍类。主要是二甲双胍。

★ 磺脲类。如格列本脲、格列吡嗪等。

★ 格列奈类。如瑞格列奈、那格列奈等。

★ α - 葡萄糖苷酶抑制剂。目前我国已上市销售的有
   阿卡波糖、伏格列波糖和米格列醇。

★ 噻唑烷二酮类，也称胰岛素增敏剂。如吡格列酮
   和罗格列酮。

★ 二肽基肽酶 -4 抑制剂。如西格列汀、沙格列汀等。

★ 胰高血糖素样肽 -1 受体激动剂。如艾塞那肽、利
   拉鲁肽等。

★ 钠 - 葡萄糖协同转运蛋白 2 抑制剂。如达格列净、
   坎格列净等。

需要进行胰岛素治疗的人群

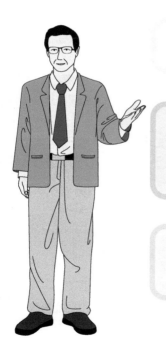

★ 1 型糖尿病患者。

★ 2 型糖尿病患者经饮食干预及口服降糖药治疗血糖仍未达标者。

★ 有严重糖尿病并发症或有其他严重疾病者。

▌胰岛素的剂型 ★

短效
人工胰岛素

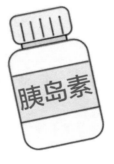

中效
人工胰岛素

预混
人工胰岛素

（部分为短效，部分为中效。）

速效
人工胰岛素

注射胰岛素的步骤 ☆

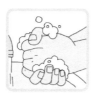

第一步：注射前洗手。

第二步：仔细核对胰岛素类型和注射剂量。

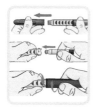

第三步：按胰岛素笔使用说明书安装胰岛素笔芯。

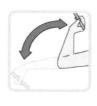

第四步：预混胰岛素需充分混匀。

第五步：正确安装胰岛素注射笔针头，排尽笔芯内空气，将剂量旋至所需刻度。

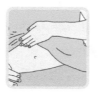

第六步：检查注射部位并对注射部位进行消毒。

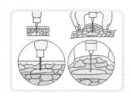

第七步: 根据胰岛素注射笔针头的长度明确是否需要捏皮及进针的角度。绝大多数成年人使用的 4 mm (毫米) 和 5 mm 针头无须捏皮, 垂直进针即可。

第八步: 注射完毕后, 针头留置至少10 s (秒) 再拔出。

第九步: 注射完成后立即旋上针头帽, 将针头从注射笔上取下, 并丢弃在不易被刺破的容器中。

正确的捏皮方法 ★

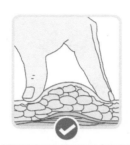

用拇指、食指和中指捏起皮肤。

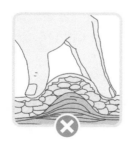

避免将肌肉和皮
下组织一同捏起。

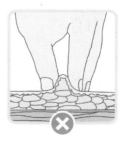

避免用力过大导致
皮肤发白或疼痛。

正确的进针角度 ⭐

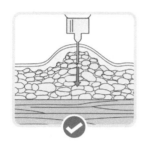

捏皮注射时，正确的
注射角度是 90 度。

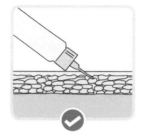

不捏皮时，可以 45
度角注射。

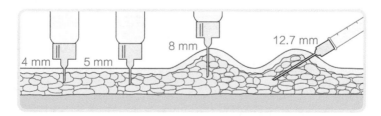

使用各种长度针头注射时的进针角度。

▌胰岛素的注射部位 ☆

★ **腹部。**

- 优先选择腹部。因为腹部的皮下组织较肥厚，可减少注射至肌肉层的风险；

- 腹部皮肤最容易捏起；

- 身体吸收胰岛素最快的部位是腹部。

★ **大腿。**

- 注意避开大腿内侧面；

- 大腿注射时一定要捏起皮肤，或使用超细超短型针头注射。

★ **臀部。**

臀部的皮下层较厚。无须捏起皮肤，基本无注射至肌肉的风险。

血糖监测

监测血糖的具体时间 ⭐

★ **空腹血糖：** 空腹时，需
保持 8 h 内不进食。

★ **餐后血糖：** 午餐、晚餐
的餐前及餐后 2 h。

★ **随机血糖：** 一天中任意
时段的血糖，一般不考
虑进食情况。

● 睡前、夜间；

● 出现低血糖症状时；

● 运动前后。

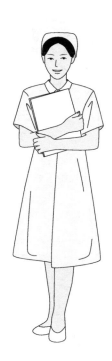

血糖监测的注意事项 ⭐

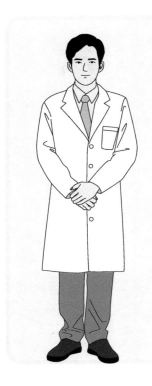

★ 空腹血糖尽量早测。

★ 餐后2 h必须从吃
第一口饭开始计算
时间。

★ 监测餐后血糖不影
响正常打胰岛素、
吃降糖药。

正确使用血糖仪 ★

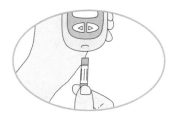

第一步: 插入试纸。

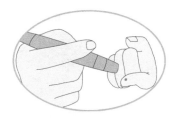

第二步: 消毒采血部位并采血。

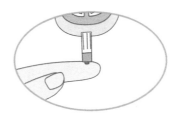

第三步：吸入血样。

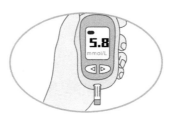

第四步：等待检测结果并记录。

家庭自测血糖的注意事项

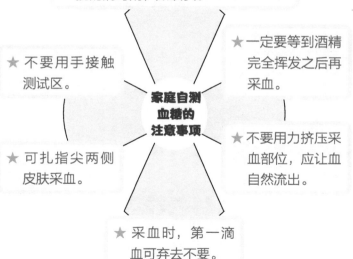

★ 建议用 75% 医用酒精消毒采血部位皮肤，不建议用可能会对检测造成干扰的消毒剂，如碘伏。

★ 一定要等到酒精完全挥发之后再采血。

★ 不要用手接触测试区。

家庭自测血糖的注意事项

★ 不要用力挤压采血部位，应让血自然流出。

★ 可扎指尖两侧皮肤采血。

★ 采血时，第一滴血可弃去不要。